AF462278

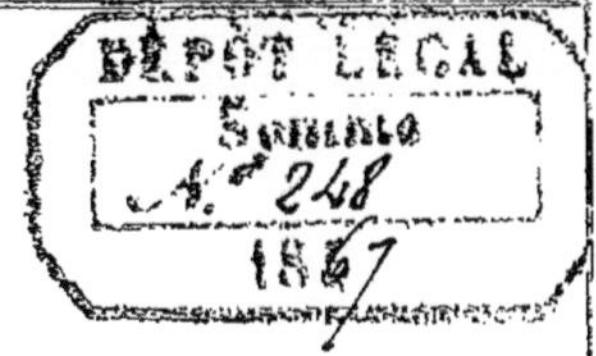

DISCOURS

DE M. EMMANUEL BOURDON

SUR

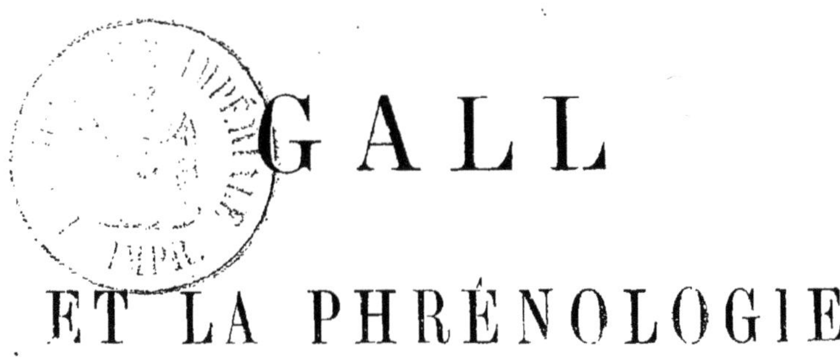

GALL ET LA PHRÉNOLOGIE

PRONONCÉ LE 2 MAI 1865

PARIS
GUSTAVE RETAUX, LIBRAIRE-ÉDITEUR
RUE CUJAS, 15

1867

CONFÉRENCE DE LA RUE ROYALE

Fondée en 1863, 9, rue Royale; transportée 10, Cour des Coches dans la rue du Faubourg St-Honoré, 30.

DISCOURS

DE M. EMMANUEL BOURDON

SUR

GALL ET LA PHRÉNOLOGIE

PRONONCÉ LE 2 MAI 1865

La Phrénologie, Messieurs, est une science moderne, si nous en cherchons l'expression la plus nette et la plus formelle dans le système de Gall; mais quelle science s'est fondée en un jour? quand l'Esprit humain a-t-il atteint du premier coup le but où il aspirait, et s'est-il élevé sans transition d'une ignorance complète des faits à la connaissance absolue de la vérité? quand enfin cette vérité cessera-t-elle de se cacher dans l'ombre et brillera-t-elle de tout son éclat? que de systèmes philosophiques n'ont pas tour à tour régné parmi les hommes, et maintenant encore, après tant d'années, quel est celui qui doit rallier tous les partis?

L'Étude de l'âme implique celle du corps, et de toute antiquité, médecins et philosophes ont réuni leurs efforts pour trouver les lois qui régissent l'homme et établir les rapports qui lient le cerveau à la pensée.

« Il n'appartient qu'à celui qui a pratiqué la médecine, a dit Diderot, d'écrire de la Métaphysique ; lui seul a vu les phénomènes, la machine tranquille ou furieuse, faible ou vigoureuse, saine ou brisée, délirante ou réglée, imbécile, éclairée, stupide; bruyante, muette, léthargique, vivante ou morte. » Aussi voyons nous Aristote, Descartes et bien d'autres philosophes, interroger la nature et s'efforcer de lui arracher ses secrets.

L'âme a été d'abord confondue avec la vie ; les anciens distinguaient l'âme du monde, l âme des hommes et même l'âme des plantes, et après l'avoir considéré comme une substance matérielle, mais distincte du corps auquel elle donnait le mouvement et la vie, ils hésitèrent plus tard à n'y voir qu'une propriété de la matière. Ψυχη pour Aristote était aussi bien l'âme des plantes que l'âme des animaux. ψυχη comprenait l'ame nutritive το θρεπτικον, que devaient nécessairement avoir les plantes et dont dépendait l'âme génératrice ἡ γεννητική δυναμις. ψυχη comprenait en outre l'âme motrice, τὸ κίνητῖκον κατα τοπον, l'âme sensitive τὸ αἰσθητικὸν, l'âme appétive τὸ ὀρεντικον, enfin l'âme intellectuelle, la pensée en un mot, το διανοητικον, le νους ποιητικὸς qu'Aristote accorde à certains animaux. Toutes ces âmes n'étaient pour le philosophe Grec que des manifestations diverses de la vie ; une seule dominait toutes les autres, c'était l'âme de la pensée, le νους, âme immortelle en quelque sorte et seule distincte du corps. Suivant l'opinion la plus généralement répandue dans l'antiquité, cette âme à la fois pensée, sensation et vie, avait son siége dans la poitrine et particulièrement dans le cœur. L'air uni au feu constituait l'âme du monde et cet air s'introduisait dans l'homme par la respiration. Il pénétrait jusque dans le ventricule gauche du cœur nommé pour cette raison pneumatique, où il échauffait le sang et devenait ainsi source de la vie et de la pensée ; de là les mots αηρ, πνευμα qui signifiaient air, souffle. Ces singulières idées, Messieurs, étaient celles de Diogène, d'Apollonie et d'Héraclite, et il fallut que la médecine vint mettre les philosophes dans la bonne voie et leur faire pressentir le véritable rôle du cerveau.

Aristote ne voyait dans la matière cérébrale qu'une substance presqu'inorganique, ayant pour fonction de condenser les vapeurs chaudes qui s'élevaient du cœur, siége du *sensorium commune* et point de départ des nerfs. Un médecin crotoniate, Alcméon, disciple ou contemporain de Pythagore, fit au cerveau la part plus belle, et le premier y plaça la raison, mais ce fut réellement Hippocrate qui établit d'une manière définitive que l'âme réside dans le cerveau et l'a pour interprète, pour organe, διαγγελος « Ni le cœur, ni le diaphragme n'ont part à l'intelligence, dit-il, le cerveau seul en est le siége et l'interprète. » *(Hip. de morbo sacro.)*

Après Hippocrate, Galien déclare que l'âme raisonnable habite dans le cerveau, mais malheureusement il ajoute qu'il y a trois âmes et que les deux autres, l'âme sensitive et l'âme végétative, habitent l'une le cœur, l'autre le foie. Malgré ses erreurs nombreuses, Galien décrit le cerveau mieux que ne l'ont fait ses devanciers dont il met à profit les travaux, et il nous donne une idée des recherches d'Hérophile et d'Érasistrate. « A quoi servirait la multiplicité des formes du cerveau, dit-il, s'il n'avait pour usage que de rafraîchir le cœur. » (*De usu partium* VIII, 3) aussi le médecin de Pergame ne se rattache-t-il pas à l'opinion d'Aristote, et admet-il les esprits animaux dont il place l'officine pour ainsi dire, dans les ventricules du cerveau. Telle est l'origine de cette idée bizarre qui devait dominer plus tard toute la physiologie de Descartes. Vous le voyez, Messieurs, c'est réellement à la médecine que revient l'honneur d'avoir découvert le siége de la pensée ; je sais que vous pourrez m'objecter Pythagore qui, d'après Plutarque, plaçait dans le cœur, περι την καρδιαν, la partie animale de l'âme, το ζωτικον, et dans la tête, περι την κεφαλην, sa partie raisonnable, λογικον καὶ νοερον, mais les Pythagoriciens ne sont venus qu'après les plus anciens physiologistes, après Alcméon qui était de Crotone, et qui ne sait d'ailleurs que Pythagore comme tous les premiers Philosophes était médecin ? les Arabes, modernes disciples d'Aristote, mais disciples aussi de Galien, rejetèrent la doctrine du Lycée le siége du *sensorium commune* dans le cœur, et Avicenne et Averrhoès, adoptèrent les idées de Nemesius évêque d'Emèse, qui au quatrième siècle admit que l'imagination siégeait dans les cavités antérieures du cerveau, la raison dans la cavité moyenne, et la mémoire dans la cavité postérieure située sous le cervelet.

Telles sont, Messieurs, les premiers essais de localisation des facultés que tentèrent les anciens, mais avant d'étudier les opinions plus modernes, voyons ce que pensait sur ce sujet le divin Platon. Platon dans ses dialogues parle souvent d'Hippocrate de Cos comme d'un médecin célèbre ; il semble lui avoir emprunté ses idées et professe une doctrine analogue à celle des Pythagoriciens, mais il l'exprime avec cette élévation d'esprit qui n'appartient qu'à lui et son génie lui fait pressentir les découvertes qui devaient être le fruit du travail de nombreuses générations. Platon dit que les Dieux donnèrent à l'homme deux âmes, l'une divine, το θειον, l'autre mortelle το θνητον, mais pour que la première ne fut pas souillée par la seconde, ils la placèrent dans la tête séparée du reste du corps par une sorte de détroit ; par le cou. Ils assignèrent comme siége à l'âme mortelle, το τῆς ψυχης θνητον γενος, la poitrine et vu qu'il y avait encore dans cette âme une partie meilleure et une pire, l'intérieur du tronc fu divisé en deux par le diaphragme. Plus près de la tête, entre ce muscle et le cou, ils placèrent la partie virile et courageuse de l'âme, το μετεχον της ψυχης ανδρειας καὶ θυμου ; ils mirent entre le diaphragme et le nombril la partie la moins noble, celle qui demande des aliments, des breuvages..... Plus loin, Platon nous dit que la substance nerveuse est divisée en deux parties ; je cite à peu près textuellement : « Les Dieux firent parfaitement ronde la partie qui devait contenir le germe divin, το θέιον σπερμα, comme un champ contient la semence, et ils lui donnèrent le nom d'Encéphale, εγκεφαλος, parce qu'il devait être contenu dans la tête de chaque animal quand il serait achevé. La partie de la moëlle qui devait contenir la partie mortelle de l'âme, το λειπον καὶ θνητον της ψυχης, reçut à la fois des formes rondes et des formes oblongues,et elle garda le nom général de moëlle ; elle servit comme d'ancre à laquelle étaient attachés les liens qui unissent l'âme tout entière, et autour de cet ensemble, les Dieux construisirent notre corps, auxquels ils donnèrent pour première enveloppe la charpente osseuse. » *(Platon, Timée, trad. Cousin*, t. XII.) Ce passage, Messieurs, est assez clair pour n'avoir pas besoin de commentaires. Est-il possible de mieux indiquer le rôle de la moelle épinière, organe de transmission subordonné à l'Encephale, mais susceptible d'une activité propre dans certains mouvements involontaires ?

Passons maintenant en revue les auteurs du moyen âge et des temps modernes et voyons rapidement les opinions qu'ont professé tour à tour Philosophes et Physiologistes. Parmi les premiers, Albert le Grand, saint Thomas-d'Aquin et Duns-Scott n'ont guère fait que répéter ce qu'avaient dit Galien et Nemesius, mais c'est déjà beaucoup et les Phrénologues d'aujourd'hui ne peuvent demander mieux. Saint Augustin déclare que le cerveaux est l'organe de l'âme, du moins pour les sensations et les mouvements volontaires, *(de animâ et ejus origine)* et un anatomiste, Vésale, qualifie d'impies les idées des docteurs de l'Église sur les localisations cérébrales ; il ne faut pas s'en étonner quand on entend un évêque nommé Ceria, parler d'une celllule de la mémoire obl terée par suite de plaie. Parmi les médecins, Willis place l'âme dans les corps striés, Vieussens dans le centre ovale qui porte son nom, Lancisi dans le corps calleux. Descartes, le Philosophe spiritualiste par excellence, croit qu'il y a dans le cerveau des parties affectées à quelques-uns au moins des grands ordres de facultés intélectuelles, au sens commun, à l'imagination et n'hésite pas à placer dans la glande pinéale le siége de la pensée. N'y a-t-il pas là, Messieurs, la justification de toute organologie phrénologique ? Enfin, pour vous prouver que ces idées théoriques ont avant Gall trouvé leur application pratique, je vous citerai en dernier lieu, l'anecdote suivante racontée à la Société phrénologique de Londres et que rapporte Broussais. « Le marquis de Mascardi était chef de la justice criminelle à Naples depuis 1778 jusqu'en 1782. Toutes les fois qu'un criminel, condamné à mort, devait subir son supplice et qu'il n'avait pas avoué son crime, Mascardi le faisait comparaître devant lui, examinait attentivement son visage et sa tête, après quoi il portait un jugement définitif dont voici deux exemples :

1° *Auditis testibus pro et contra, reo ad denegandum obstinato, visa facie et examinato capite, ad furcas damnamus.*

2° *Auditis testibus pro et contra, reo ad denegandum obstinato, visa facie et examinato capite, non ad furcas sed ad catenas damnamus.*

J'espère, Messieurs, vous en avoir dit assez sur ce que j'appellerai la naissance de la Phrénologie; vous avez vu que toujours les esprits curieux d'approfondir la nature de l'homme se sont efforcés de rattacher l'âme au cerveau et de plus les facultés à certaines parties déterminées de cet organe. Gall est venu continuer l'œuvre des grands noms que je vous ai cités ; a-t-il été plus heureux dans ses recherches? vous en jugerez.

François-Joseph Gall naquit le 9 mars 1758 à Tiefenbrunn, petit village situé à deux lieues de Pforsheim, dans le grand duché de Bade. Son grand père, d'origine italienne, né dans le Milanais, s'appelait Gallo et la dernière lettre de son nom fut supprimée par le père de l'illustre phrénologue, qui exerçait en Allemagne la profession de marchand. Gall reçut une éducation médiocre, car ses parents n'étaient pas riches et il était le sixième de leurs dix enfants. Un de ses oncles, curé, voulut lui donner une instruction plus complète, mais ce fut à Baden, puis à Bruchsal que Gall termina ses études. Il vint ensuite à Strasbourgs e faire recevoir docteur et là le professeur Hermann lui enseigna l'anatomie et l'histoire naturelle. Le jeune médecin manifestait déjà des aptitudes toute spéciales et commença à cette époque ses recherches sur le système nerveux; puis, il se maria et en 1781 partit pour Vienne en Autriche, où il profita des leçons de Van Swieten et de Stall. Gêné dans ses premiers travaux par les nécessités de la clientèle, il se livra bientôt tout entier au culte de la science et ouvrit en 1796 un Cours public où il exposa ses découvertes. Effrayées du succès de ce cours, les autorités le firent fermer dans la crainte de voir se propager des doctrines accusées de matérialisme et de fatalisme; Gall dut donc renoncer à l'espoir de vulgariser ainsi ses idées; mais en 1802, Charles Villers nous les fit connaître dans une lettre à Cuvier et l'écrivain qui un an auparavant avait exposé à l'illustre naturaliste, la philosophie de Kant, vint nous faire l'histoire d'un système tout autre qu'il défendit pourtant avec énergie du reproche de matérialisme. « Aujourd'hui, écrit-il, je n'ai à vous entretenir d'aucun sujet aussi grave. Je n'exciterai la bile de personne, car je ne serai que simple historien et donnerai tout simplement pour une simple conjecture ce qui me semble tel en effet : je veux dire la nouvelle théorie du cerveau que le docteur Gall professe à Vienne et qui a fait quelque bruit en Allemagne,» *(Lettre de Charles Villers à Georges Cuvier.)*

Le 1er jour de l'année 1805, Gall quitte Vienne et se met à voyager, il parcourt la Prusse, la Saxe, la Hollande, la Bavière et la Suisse. Il expose les pièces de sa collection et la complète. Partout il reçoit l'accueil le plus flatteur des souverains dont il traverse les États; il visite les maisons d'éducation, les prisons, les hospices d'aliénés et son esprit observateur lui fournit mille occasions de recueillir des faits nouveaux et intéressants. Musiciens, sculpteurs, peintres, savants, hommes de lettres, tous accourent sur le passage du docteur pour se prêter à son examen; les portes des cabinets d'anatomie et des musées lui sont ouvertes et il puise là de nouvelles connaissances qui serviront plus tard à édifier son système d'une manière définitive. Gall voyage ainsi en compagnie de Spurzheim chargé de l'aider dans ses travaux anatomiques et qui remplace Niklas son premier collaborateur; puis il arrive à Paris en 1807, dans l'espoir d'y trouver un esprit plus large qu'en Autriche et une liberté moins bornée. Ses souhaits sont exaucés, et il rouvre à l'Athénée les cours publics qu'il a eu le regret de voir fermer à Vienne par édit impérial. Le succès qu'il obtient l'encourage à se fixer à Paris, et Gall se fait naturaliser Français le 29 septembre 1819. Malheureusement Gall était un de ces hommes qui doivent ou convaincre ou faire sourire; son système, par la hardiesse même qui le lui avait fait concevoir et il faut le dire aussi, par ses erreurs, devait lui attirer des ennemis dont la haine n'était pas sans une nuance d'envie. Sur le conseil de Geoffroy-St-Hilaire, Gall se présenta à l'Institut en 1821; il échoua et qui plus est n'eut qu'une seule voix, celle de son ami. Découragé, il partit pour Londres, mais ne pouvant faire face aux dépenses qu'exigeait son séjour dans cette ville, il revint bientôt à Paris et mourut dans sa maison de campagne de Montrouge le 22 août 1828, frappé dans l'organe qui avait été l'objet des travaux de toute sa vie, il avait alors 71 ans.

Gall était d'une taille élevée, bien proportionné et élégant dans sa tournure. Sa figure, sans être belle, avait cependant quelque chose d'assez agréable et son œil vif et pénétrant donnait à sa physionomie un cachet de sagacité et d'intelligence. Bienveillant et tolérant pour tous, Gall se montrait fort exclusif dans ses amitiés et, comme tous les caractères qui donnent beaucoup, il était susceptible. Esprit indépendant, fin et observateur, il poussait le mépris de l'autorité scientifique jusqu'à vouloir tout inventer, tout créer; croyant volontiers aux erreurs des autres, il reconnaissait difficilement les siennes, mais était le premier à rire des plaisanteries dont son système était accablé. A Berlin, il vécut quelque temps avec le célèbre Kotzbue et quand le poëte fit représenter sa pièce intitulée *la cranomanie*, Gall applaudit de bon cœur à tous les traits comiques lancés contre sa doctrine. Plus sensible toutefois aux critiques sérieuses il en voulut beaucoup à Napoléon qui n'aimait pas les idéologues et le mettait sur le même rang que Lavater, Cagliostro et Mesmer ; les lignes suivantes vous montreront la haine qu'il portait à l'Empereur : « La ruse, dit-il, l'astuce, le parjure, l'assassinat ne lui ont jamais coûté pour arriver à ses fins. Les maisons détruites, les villages et les villes en cendres, la terre inondée de sang et couverte de cadavres, voilà pour lui le spectacle le plus sublime » *(t. III, p.* 259 *de l'Edit. in-4° de l'ouvrage de Gall)*. Gall, Messieurs, ne fut pas seulement poursuivi par les railleries de Napoléon ; il eut à encourir un blâme plus sérieux, la Cour de Rome toujours refractaire aux opinions nouvelles, mit ses ouvrages à l'index et le philosophe, qui n'avait cessé de proclamer les bienfaits de la Religion, mourut avec la douleur d'avoir été mal compris. Dans les derniers jours de sa vie il exprima le désir que son crâne fut mis dans sa collection et refusa tout secours religieux; faut-il voir dans son refus l'expression d'une secrète rancune envers l'Église qui l'avait autrefois condamné ?

Bien que né dans la patrie de Leibnitz et de Kant, Gall n'emprunte rien, Messieurs, à la Philosophie rationaliste ; Français de cœur sinon d'origine, il résume en quelque sorte les idées de Condillac et de Cabanis. Le sensualisme tel que l'ont présenté Hobbes, Condillac et Helvétius fait dériver des sens nos besoins et nos inclinations ; il nous montre le monde extérieur comme la source des motifs de nos déterminations, sans admettre que l'homme puise dans son organisation et dans les forces de sa volonté le principe plus ou moins libre de ses actes. Cabanis qui est loin de nier l'influence des sens et du monde extérieur sur le développement et la nature de notre esprit se montre cependant moins exclusif. Reconnaissant l'importance des faits sur lesquels la Physiologie attire notre attention, il admet qu'en dehors des sens, il existe une autre source de décisions, tirée des émotions spontanées du système nerveux en général et du cerveau en particulier. L'homme n'est pas pour lui uniquement l'œuvre des sens, il porte en lui-même ses instincts qui diffèrent suivant l'âge, le sexe, la race, et sont conformes à certaines dispositions innées. En un mot, à côté de l'homme extérieur, il y a l'homme intérieur soumis à des causes internes de détermination. Telle est à peu près, Messieurs, la base de la Psychologie de Gall par laquelle je commencerai l'étude de son système.

Gall pose en principe que nos aptitudes, nos penchants, nos qualités morales enfin, ce qu'il appelle nos facultés, sont innées. Loin de penser avec Condillac que l'homme soit un bloc de marbre brut auquel les sens viennent donner une forme, il refuse une aussi grande influence aux impressions extérieures, et n'admet pas qu'elles puissent devenir l'origine d'aucune faculté. Quant à l'éducation dont on est toujours disposé à exagérer les effets, il ne nie pas qu'elle ne produise souvent de bons résultats, mais il ne lui accorde que le pouvoir de diriger les instincts qu'il regarde comme intimement liés à notre organisation. «Les antagonistes des dispositions innées, dit Gall, persistent à affirmer que l'homme étant, dès sa naissance, entouré d'hommes, s'approprie leurs facultés et leur caractère. Ne pourrai-je pas demander où les premiers hommes, qui n'étaient entourés que de bêtes, ont pris leurs facultés? Comment les ont-ils créées ou inventées? » (*Gall, Fonctions du cerveau, t. I, p.* 133). « Les facultés intérieures, ajoute-t-il plus loin, ne s'annoncent pas d'elles-mêmes, elles sont dans un état d'indifférence complet chez certains individus que rien n'entraîne vers un but marqué, c'est de cette grande majorité d'hommes qu'on dit avec raison : l'homme est un animal imitateur. » Nous verrons plus tard comment les hommes sont classés suivant leur degré plus ou moins grand de liberté. A côté de ces caractères sans vocation déterminée, Gall nous montre ces génies si différents dans leurs aptitudes : Socrate, Molière, Pascal, Alexandre; quelle est l'éducation, suivant lui, qui pourrait en former de pareils? La nature n'est-elle pas là pour leur dicter ses lois et leur imposer en quelque sorte leur talent? Cette idée du reste ne lui appartient pas; écoutons Fontenelle: « Ni la bonne éducation, a-t-il dit, ne fait le grand caractère, ni la mauvaise ne le détruit; les héros en tous genres sortent tout formés des mains de la nature, et avec des qualités insurmontables. » (*Fontenelle, Éloge du czar*). Mais avant Fontenelle, Platon n'avait-il pas déclaré que pour être Philosophe, il fallait une disposition particulière, et n'est-ce pas dans le même sens que St-Paul disait aux Romains : Si les Gentils qui n'ont point la loi, font les mêmes choses que la loi commande, ils font voir que ce qui est prescrit par la loi est écrit dans leur cœur. » Montaigne, qui cependant faisait à l'éducation une assez large part, ne lui accorde pas non plus un pouvoir absolu. « Les inclinations naturelles, dit-il, s'aydent et fortifient par institution, mais elles ne se changent guères et surmontent : mille natures de mon temps ont échappé vers la vertu ou vers le vice au travers d'une discipline contraire. » Plus loin, il ajoute: « il n'est personne s'il s'écoute, qui ne découvre en soi une forme sienne, une forme maîtresse qui lutte contre l'institution et contre la tempête des passions qui lui sont contraires. » *(Essais de Montaigne, liv. III, chap. II).* Gall n'a donc fait sur ce point que développer une thèse soutenue par bien d'autres que lui, et ce serait lutter contre le sens intime et l'opinion générale, que de ne pas lui accorder gain de cause dans cette première partie de l'exposition de son système.

Frappé comme tous les physiologistes des liens qui unissent l'esprit à la matière, Gall ne croit pas qu'on puisse étudier l'un sans l'autre. Qu'est-ce que l'âme, quand le corps est anéanti ? la religion nous l'enseigne, notre faible intelligence ne le conçoit pas. Libre à nous de nous livrer aux rêves de notre imagination et de nous figurer une substance impalpable remontant après la mort au ciel d'où elle est descendue, mais n'est-on pas forcé de convenir qu'on se trouve là face à face, avec l'incompréhensible. L'incompréhensible ne peut être un objet d'études pour le savant, aussi Gall ne s'égare-t-il pas dans des recherches sur la nature de l'âme, il constate qu'elle se sert du corps et cela suffit pour justifier ses travaux. Permettez-moi,

Messieurs, de vous rappeler ici ces beaux vers de Lucrèce qui résument mieux que je ne pourrais le faire, les arguments dont se sert Gall pour établir l'union intime des deux principes qui sont en nous :

Præterea gigni pariter cum corpore et unà,
Crescere sentimus, pariterque senescere mentem.
Post ubi jam validis quassatum est viribus œvi,
Corpus, et obtusis ceciderunt viribus artus,
Claudicat ingenium, delirat linguaque mensque.

Ainsi que le soutient le philosophe épicurien, le corps et l'âme paraissent naître, croître et vieillir ensemble; les facultés de l'esprit se développent avec l'âge et faibles chez l'enfant, elles atteignent chez l'homme fait à leur plus haut degré de perfection, pour suivre dans la vieillesse la fortune de la vie qui s'éteint. Nul ne peut donc contester une vérité aussi bien établie et Gall conclut à la nécessité pour l'âme d'avoir un organe dont dépende la manifestation des facultés.

L'étude du système nerveux, bien que peu avancée encore à cette époque, faisait néanmoins pressentir à tous le rôle important du cerveau; depuis longtemps on avait remarqué que son intégrité était nécessaire à la plénitude de l'intelligence et que les lésions entraînaient avec elles la démence ou la folie; aussi le cerveau fut-il assigné par Gall comme siége unique à la pensée. Nous avons vu, Messieurs, quelle route à conduit Gall à cette affirmation et je vous ai montré quelles sont les idées qu'il professe sur l'origine des facultés, entrons donc plus avant dans la partie psychologique de son système.

Substituer la multiplicité à l'unité, voilà toute la philosophie de Gall. Il remplace un cerveau général et un par plusieurs petits cerveaux, une intelligence générale et une par plusieurs intelligences qu'il nomme individuelles et qui sont les facultés. Gall admet vingt-sept de ces facultés et chacune a sa faculté perceptive, sa mémoire, son jugement, son imagination. Il y a donc vingt-sept facultés perceptives, vingt-sept mémoires, vingt-sept imaginations, car chaque attribut est aussi distinct que chaque faculté. « Le sens des nombres, dit-il, a un jugement pour les rapports des nombres; le sens des arts, un jugement pour les ouvrages de l'art; mais où la faculté fondamentale manque, le jugement relatif aux objets de cette faculté doit nécessairement manquer aussi, » et il ajoute : « il est impossible qu'un individu ait de l'imagination et du jugement pour des objets, pour lesquels la nature lui a refusé la faculté fondamentale. » (*Gall, Fonctions du cerveau, t. IV. page* 235). Gall affirme, nous l'avons vu, que ces facultés sont innées, mais pour lui elles sont en outre indépendantes, et par le mot indépendant, il entend que chaque faculté est une intelligence propre. Il renverse complétement la philosophie ordinaire et l'unité du *moi* établie par Descartes dans les lignes suivantes : « quand je me considère moi-même, en tant seulement que je suis une chose qui pense, je ne puis distinguer en moi aucune partie, mais je connais et conçois fort lairement que je suis une chose absolument une et entière. » Suivant Gall, les facultés sont aussi nombreuses que les intelligences individuelles avec lesquelles elles se confondent; et l'intelligence générale n'est plus qu'un mode, qu'un attribut de l'ensemble des facultés. « Aucun de mes devanciers, dit-il, n'a connu ces forces qui seules sont les fonctions d'organes cérébraux particuliers. » (*Gall ibid. t. IV p.* 319). « Toutes les subdivisions des facultés intellectuelles, telles que la perception, le souvenir, la mémoire, le jugement, l'imagination, ne sont pas des facultés fondamentales, mais seulement des attributs généraux. » (*Ibid. t. IV, p.* 327). Avec une telle définition les facultés peuvent seules avoir des organes, car la volonté, la raison, ne sont que des résultats. Qu'est-ce donc que la volonté ? Qu'est-ce que la raison ? la première est une décision, le seconde un jugement des facultés supérieures. « Afin, dit Gall, que l'homme ne se borne pas à désirer, pour qu'il veuille, il faut le concours de plusieurs facultés supérieures, il faut que les motifs soient pesés, comparés et jugés. La décision résultant de cette opération s'appelle la volonté. » (*Gall, Fonct. du cerveau, t. IV, p.* 340). « La raison suppose une action concertée des facultés supérieures, c'est le jugement qu'elles prononcent. » (*Ibid, t. IV, p.* 340).

Telle est, Messieurs, la psychologie de Gall, psychologie dont les principes essentiellement originaux sont en opposition avec ceux de la plupart des systèmes philosophiques. L'unité du moi, arche sainte à laquelle on ne peut toucher sans danger, Gall l'a niée et la grande figure de Descartes ne l'a pas effrayé au moment de commettre cette profanation. Mais ce n'était pas assez, cette âme divisée on peut dire à l'infini par les phrénologues, il l'a casée dans un cerveau, dans une substance éminemment matérielle, il en a numéroté les facultés et une pareille hardiesse devait de toute nécessité attirer à l'audacieux des critiques sans nombre et des accusations terribles. Gall est matérialiste, a-t-on dit, Gall refuse à l'homme la liberté, donc son système est mauvais et de plus, dangereux. Voyons Messieurs, ce qu'il y a de vrai dans ces deux assertions.

Et d'abord, Gall peut-il réellement être accusé de matérialisme ? De tout temps, lorsqu'un système philosophique nouveau est venu prendre rang dans l'histoire, on l'a généralement condamné. Gall n'ignore pas ce fait, et il en tire cette conclusion qu'on ne doit pas s'étonner des attaques dont il est l'objet. Aussi nous montre-t-il Pythagore chassé d'Athènes, Anaxagore jeté dans les fers, Socrate condamné à boire la ciguë pour avoir démontré l'Unité de Dieu. « On persécuta Descartes, dit il, parce qu'il enseignait les idées innées et l'Université de Paris fit brûler ses livres; il avait écrit sur l'existence de Dieu les pensées les plus sublimes; Voët, son ennemi, l'accusa d'athéisme. (*Malebranche, Recherche de la vérité, t. II, p.* 49). Plus tard cette même Université se déclare pour les idées innées, et lorsque Locke et Condillac les on attaquées, on a crié de toutes parts au matérialisme et au fatalisme » (*Gall. Fonct. du cerveau, t. I, p.* 226). « C'est ainsi que les mêmes opinions ont été regardées tantôt comme dangereuses quand elles étaient nouvelles, tantôt comme utiles quand elles étaient anciennes» *ibid.* Sans doute, Messieurs, tout système nouveau est sévèrement jugé, mais pour mériter d'être absout, il doit être innocent, et quelle est la défense de Gall ?

Pour certains philosophes matérialistes, la matière existe seule, tout le reste n'est qu'illusion; la matière est éternelle et ne change que de forme ; le monde n'a pu être créé de rien et n'est pas par conséquent l'œuvre d'un Dieu qui n'existe que dans notre imagination. La matière est soumise à des lois immuables et la providence est un vain mot. « Les lois de la nature, dit Moleschott, sont l'expression la plus rigoureuse de la nécessité » et Strauss ajoute : « il ne faut pas considérer le gouvernement de l'univers comme le cours d'un ordre réglé d'avance par un esprit en dehors du monde, mais comme la raison immanent aux forces cosmiques. » On ne connaît à la matière ni commencements surnaturels, ni effets surnaturels, c'est elle qui procrée et qui reprend tout, elle est elle-même commencement et fin, génération et mort. « Toutes les idées de Dieu et d'essence divine, dit Feuerbach , ne sont qu'une production de la fantaisie et de la conception de l'homme portant l'empreinte de l'individualité humaine. » Quelle est, dans un pareil système, la place réservée à la pensée ? la chose est bien simple; la pensée n'est plus pour Moleschott qu'un mouvement de la matière, et Vogt déclare qu'il y a entre le cerveau et la pensée, le même rapport qu'entre une glande et l'humeur qu'elle secrète, entre le foie et la bile. Ainsi l'idée de Dieu s'évanouit, la matière lui est substituée et ses propriétés constituent les attributs de la Divinité; l'éternité, l'immutabilité dans le principe lui appartiennent, l'âme et avec elle le libre arbitre s'écroulent. Telle est, Messieurs, une première forme de matérialisme, dont personne assurément n'a accusé Gall d'être partisan; mais il en est une autre moins absolue. On a prétendu que Dieu à la vérité existait, mais que l'âme n'existait pas; dans cette hypothèse la matière est douée des propriétés dont les spiritualistes font l'apanage d'un principe distinct indéfinissable et incompréhensible; c'est la matière qui pense, qui sent, la vie est le résultat des fonctions du corps, le cerveau n'est plus le serviteur de l'âme, il en est la cause, il la produit. C'est ainsi que Gall aurait raisonné suivant ses adversaires, c'est à cette conclusion qu'aboutirait sa doctrine.

J'ose affirmer, Messieurs, que le système de Gall n'a rien de commun avec de telles idées. Gall ne veut expliquer l'essence d'aucune faculté et se borne aux phénomènes. Il remarque que l'âme n'agit que par l'intermédiaire du corps, et il appelle organe de l'âme une condition matérielle qui rend possible la manifestation d'une qualité morale ou d'une faculté intellectuelle. Cette définition seule n'affirme-t-elle pas le rapport et n'exclut-elle pas l'identité? que serait donc Malebranche qui attribuait à la fermeté et à la mollesse des fibres cérébrales, les différences que l'on remarque entre les divers penchants des hommes? Enfin Gall serait-il matérialiste pour avoir admis plusieurs organes cérébraux ? J'avoue que je ne comprends pas bien comment la multiplicité des facultés impliquerait l'identité de l'âme et du corps, et quant à la pluralité des organes du cerveau, quelle conclusion en tirer contre le spiritualisme ? Le cerveau dont on est bien forcé d'avouer l'existence, n'est-il pas matériel, et qui plus est d'une structure assez compliquée ? Saisissons nous son mode d'action et ses rouages nous sont-ils connus ? Et cependant nous ne doutons pas qu'il agisse dans les phénomènes de la pensée. Pourquoi donc l'âme ne se servirait-elle pas de plusieurs organes aussi bien que d'un seul ?

Ainsi, Messieurs, Gall n'est pas matérialiste, mais peut-on affirmer aussi nettement qu'il laisse à l'homme toute sa liberté ? il y a évidemment deux sortes de fatalisme. Parmi les philosophes, les uns soutiennent que tout en ce monde est l'effet du hasard ou d'une aveugle nécessité, qu'une intelligence suprême est inutile pour expliquer la création et que l'homme agit suivant des lois fixes et immuables ; c'est là le fatalisme athée et matérialiste. Les autres s'inclinent devant la majesté de Dieu, mais ils le font trop grand en quelque sorte, et ne veulent pas qu'il nous ait accordé la plus légère indépendance. L'homme obéit alors fatalement à ses instincts, ses actes ne méritent par conséquent ni approbation ni blâme ; la liberté disparaît, entraînant dans sa chute l'espérance d'une vie future avec son cortége de récompenses et de punitions ; ce fatalisme est pour ainsi dire religieux et le rôle exagéré de la Providence y rabaisse la dignité de l'homme en lui ravissant le libre arbitre. C'est dans cette dernière erreur que les adversaires de Gall l'accusent d'être tombé, et Gall s'en défend sinon avec succès, du moins avec un vif désir d'entraîner les convictions, avec une espèce d'acharnement ; il admet cependant le mal moral et reconnait que l'homme dans plusieurs moments de sa vie est soumis à l'empire du destin. « L'homme, dit-il, est obligé de reconnaître l'influence la plus puissante et la plus déterminée d'une multitude de choses sur son bonheur et sur son malheur, et même sur toute sa conduite. » *(G. Fonc. du cerveau, t.* I, *p.* 24.*)* N'allez pas croire toutefois que Gall soit le seul qui ait refusé à l'homme une liberté absolue. Les philosophes religieux n'ont-ils pas proclamé que Dieu nous distribue nos facultés, qu'il nous crée bons ou mauvais et nous récompensera d'autant plus largement que nous aurons eu plus d'efforts à faire pour marcher dans la droite voie ? Écoutez ces paroles de Saint Paul : « Je ne fais pas ce que je veux, mais je fais le mal que je ne veux pas, c'est le péché qui habite en moi ; lors donc que je veux faire le bien, je trouve une loi qui s'y oppose parce que le mal réside en moi. » *(Saint Paul, Ep. aux Romains,* III, 10.*)* Saint Grégoire exprime la même pensée, quand il dit : « Dans ce monde nous naissons avec nos tentations et la chair nous porte quelquefois à faire de bonnes œuvres, mais quelquefois aussi elle nous excite à en faire de mauvaises. » *(Saint Grégoire, Hom.* II.*)* Jusqu'à présent, Messieurs, Gall a fait au fatalisme les concessions qu'il croyait justes, et ces concessions, nous les trouvons dans la bouche même des Pères de l'Église et des Apôtres.

Le mal moral est considéré par tous comme une condition du mérite de l'homme qui sans lui serait conduit nécessairement au bien et à une récompense illusoire. Sans combat, pas de victoire ; sans tentation, pas de vertu ; ainsi la négation des instincts mauvais loin de servir la cause de la liberté consacrerait une sorte de fatalisme dans le bien aussi absurde et aussi contraire à la saine philosophie que l'entraînement irrésistible au mal. Mais si le mal réside en nous, suivant l'expression de St-Paul, nous devons pouvoir résister à ses sollicitations et la Psychologie de Gall nous le permet-elle? «Que l'on accorde trop ou trop peu de liberté à l'homme, dit Gall, on fera toujours tort à la morale. » Aussi repousse-t-il d'abord la liberté absolue, qui flatte il est vrai l'orgueil humain, mais que récuse le témoignage de la conscience. Il se rallie à l'opinion de Kant et de Feuerbach qui déclarent que la liberté absolue n'a rien de réel et n'est que spéculative. La liberté ne serait-elle donc qu'illusion, ressemblerait-elle, suivant l'expression de Leibnitz, à une aiguille aimantée qui aurait du plaisir à se diriger vers le nord. « Dans ce cas, dit-il, elle s'imaginerait qu'elle se meut librement, car elle n'apercevrait pas les mouvements imperceptibles du fluide magnétique. » Pour Gall, la liberté morale, qui n'est pas la même que la liberté absolue, est la faculté d'être déterminé par des motifs ou en d'autres termes de vouloir ou de ne pas vouloir, après délibération. L'homme, dira-t-on, ayant des facultés innées et des désirs innés, n'en est pas responsable; sans doute, mais il ne faut pas confondre les désirs avec les actions qui peuvent se mettre en opposition formelle avec eux. Si l'homme n'avait qu'une sorte d'inclinations, il est certain qu'il y céderait forcément, mais il est doué de raison, il est pourvu d'organes intérieurs pour la morale et la religion, il peut comparer ses désirs, les juger et prendre une décision réfléchie.

Ce n'est pas ici la doctrine de l'influence des motifs, mais celle de l'examen des motifs et la décision est, à proprement parler, la volonté. C'est cette volonté qui fait de l'homme un être moral et lui donne la responsabilité. Vous vous rappelez, Messieurs, que Gall définit la volonté une décision des facultés supérieures, or ces facultés lui permettent de diviser les hommes en cinq classes que composent :

1° Ceux chez qui prédominent toutes les facultés de l'humanité et chez qui l'organisation rend facile le développement de l'esprit et la pratique de la vertu.

2° Ceux chez qui prédominent les organes des facultés animales et qui, moins disposés au bien, auront plus besoin des secours de l'éducation et de la législation.

3° Ceux chez qui toutes les facultés sont également énergiques et qui seront ou des hommes de bien ou de grands criminels suivant la direction qu'ils prendront.

4° Ceux qui ayant toutes les facultés à peu près égales et médiocres en auront une seule prédominante et seront à son égard des génies..

5° Enfin, ceux qui auront toutes les facultés également médiocres.

Sans doute, Messieurs, cette classification satisfait l'esprit et l'on est bien forcé de convenir que tous les hommes ne sont pas également bien doués. Mais supposons que chez l'un d'entre eux, les facultés animales l'emportent de beaucoup sur les facultés supérieures, que deviendra alors sa liberté ? ne sera-t-elle pas gravement compromise ? Et d'ailleurs, existe-t-il un organe où siège la volonté ? non, puisque la volonté n'est qu'un attribut, et elle suivra nécessairement le sort des facultés dont elle dépend, le système de Gall ne serait admissible que si les instincts étaient seuls localisés et s'il restait un principe qui les primât tous et permit un jugement, une décision, sinon les motifs ne peuvent être examinés et le libre arbitre succombe.

Pour fonder la Phrénologie, Gall avait besoin de transformer la Psychologie; je vous ai montré, Messieurs, la marche qu'il a suivie, et vous connaissez l'âme telle qu'il l'entendait ; mais restait à trouver un siége pour cette âme, où le chercher sinon dans le cerveau ? il fallait donc étudier le cerveau et Gall l'a fait avec un rare talent. «Je n'oublierai jamais, dit Monsieur Flourens, l'impression que j'éprouvai, la première fois que je vis Gall disséquer un cerveau, il me semblait que je n'avais pas encore vu cet organe.» Cet aveu de notre grand physiologiste qui n'est cependant pas suspect à l'égard de Gall me dispense d'insister sur ce point. Gall fut anatomiste, il étudia d'abord le cerveau dans sa structure et sans parti pris, puis il s'efforça d'y trouver les organes distincts nécessaires à son système. Le plan de ce discours, Messieurs, ne comporte pas des développements scientifiques peut-être sans grand intérêt pour vous, aussi passerai-je sous silence les travaux anatomiques de Gall qui sont aux yeux de la postérité son principal titre de gloire. En 1808 Gall lut à la première classe de l'Institut un mémoire sur l'anatomie du cerveau, et parmi les membres de la commission chargés de l'examiner, se trouvaient Sabatier et l'illustre Cuvier qui reconnurent, tout en se montrant un peu sévères pour son auteur, qu'il avait ouvert une voie nouvelle aux études sur le système nerveux et fait marcher la science.

La Physiologie de Gall ou la Phrénologie proprement dite consiste à assigner à chacune des facultés individuelles, un siége distinct dans le cerveau, en un mot un organe spécial. Le cerveau, pour Gall, n'est qu'un ensemble de faisceaux de fibres divergentes ou convergentes, qui, parties du centre, viennent s'épanouir à la périferie ; c'est dans ces fibres que résident les facultés. « Ceci explique, dit Gall, le rapport ou la correspondance qui existe entre la craniologie et la doctrine des fonctions du cerveau. » *(Gall. fonct. du cerveau. T. III, p. 4).* Nous avons vu qu'Hippocrate fut le premier à saisir le véritable rôle du cerveau et qu'après lui on fit généralement de cet organe, le siége de l'âme; mais tout n'était pas fini et cette âme fut comprise différemment par les médecins philosophes. Cabanis plaça les appétits dans les viscères de la poitrine et du bas-ventre ; Reil fit résider les passions dans les plexus nerveux et dans les ganglions du thorax et de l'abdomen. Pourquoi donc distinguer les appétits et les passions des facultés intellectuelles, et pourquoi Pinel et Esquirol n'osèrent-ils pas chercher dans une lésion de l'encéphale la cause immédiate de la manie et de la démence? Peut être craignirent-ils d'être accusés de matérialisme et aimèrent-ils mieux sacrifier les intérêts de la science que les leurs ? quoiqu'il en soit, Gall eut le courage de soutenir contre tous ses opinions; et il affirma, en dépit des attaques de ses ennemis, que le cerveau était l'organe de l'âme, le centre commun des impressions, et le seul principe des mouvements volontaires. Appelant à son aide l'anatomie comparée dont il a souvent abusé plus tard, il nous montra les animaux des classes inférieures, privés de cerveau, et cet organe de plus en plus compliqué à mesure qu'on s'élève dans l'échelle des êtres, jusqu'à l'homme où suivant lui il atteint son plus haut degré sinon de développement, du moins de perfection. Ainsi plus les facultés d'un animal se rapprochent des notres, plus ses instincts sont variés, plus son cerveau semble à Gall offrir d'analogie avec le cerveau humain,

De là cette conclusion que le nombre des organes cérébraux est en rapport avec celui des facultés et que le cerveau humain est le plus parfait et partant le plus complexe. Laissant de côté l'anatomie comparée, Gall demande aux troubles de l'intelligence de nouvelles preuves de sa doctrine des localisations. Dans certaines monomanies, l'homme ne perd sa raison que sur un point: tel qui se croit empereur ou Dieu, parlera de la manière la plus sensée sur toutes les questions pourvu qu'elles ne rentrent pas dans son genre de folie; n'y a-t-il pas là de quoi nous faire hésiter à admettre l'unité de l'âme capable de s'émietter ainsi dans les maladies? Dans l'hypothèse de Gall au contraire, ne comprend-on pas facilement cette sorte de morcellement des facultés par les lésions circonscrites des organes ? En résumé, voici l'ensemble des arguments qu'invoque Gall.

Il pose en principe que les différences dans la psychologie sont produites par des différences dans la structure du cerveau et que l'âme ne peut subsister dans son intégrité sans que son organe soit dans des conditions normales.

Les facultés intellectuelles et morales sont multiples, chacune doit donc avoir son organe spécial, car l'idée de la pluralité des facultés de l'âme doit entraîner celle de la pluralité des organes cérébraux. Dans les divers individus d'une même espèce, on observe beaucoup de variétés psychologiques, la cause en est sans doute dans le cerveau; mais on ne peut guère en accuser une différence dans la forme générale de cet organe, qui est sensiblement la même; elle réside bien plutôt en des différences qui portent sur des parties isolées.

Dans un même individu, jamais les facultés intellectuelles et affectives n'ont toutes le même degré d'activité; tandis que l'une prédomine, une autre peut être faible. Or ce fait inexplicable dans l'hypothèse que le cerveau est un organe unique se conçoit, aisément dans la théorie de la pluralité des systèmes; tandis que la partie cérébrale qui est l'agent de la première faculté est proportionnellement plus volumineuse ou plus active, celle qui préside à la seconde l'est moins. Pourquoi n'en serait-il pas des organes cérébraux comme des autres organes du corps, des sens par exemple? ne peut-on avoir l'un faible, l'autre puissant?

Dans un même homme, jamais toutes les facultés n'apparaissent et ne se perdent à la même époque, mais chaque âge a sa psychologie; or comment expliquer ces variétés morales des âges dans l'hypothèse que le cerveau n'est qu'un seul organe ? Dans la doctrine de la pluralité des organes cérébraux au contraire, l'explication en est toute simple, chaque système cérébral aura son époque spéciale de développement.

Enfin il est d'observation que lorsqu'on est fatigué par un genre d'occupation, on peut encore se livrer à un autre; souvent même il arrive que le nouveau travail au lieu d'ajouter à la fatigue du premier apporte du délassement.

C'est ainsi, Messieurs, qu'un éminent physiologiste dont je suis heureux de citer les paroles, c'est ainsi que monsieur le professeur Adelon résume les preuves dont se sert Gall, et j'espère que vous comprenez maintenant la phrénologie telle que celui-ci l'a conçue avant de chercher à en faire une science pratique.

Deux voies s'ouvraient devant lui pour arriver à assigner un organe distinct à chaque faculté; l'une consistait à remonter de l'organe à la faculté, mais le cerveau est trop uniforme à la surface pour qu'on puisse à première vue le diviser en circonscriptions nettement définies; l'autre devait avec la notion des facultés conduire à la découverte des organes. Gall l'a suivie s'appuyant sur l'observation. Étant au collége, il avait remarqué que parmi ses camarades, il y en avait qui sans grande intelligence l'emportaient néanmoins sur lui grâce à une excellente mémoire. Ces jeunes gens, nous dit-il, avaient tous les yeux très-saillants; plus tard il se rappela ce fait qui fut l'origine de ses recherches, et il attribua cette conformation au développement de l'organe de la mémoire des mots placé au-dessus de l'orbite et repoussant l'œil en avant. A

Strasbourg, à Vienne, dans ses voyages, Gall examina avec soin la tête des personnes qui se distinguaient par quelque qualité spéciale, leur sagacité, leur esprit de saillie, leur goût pour la musique ou la peinture, et rechercha en elles quelques parties du cerveau qui fussent proéminentes, multipliant ses observations sur l'homme et les animaux, s'efforçant de recueillir le cerveau et le crâne de gens illustres et d'idiots, il en arriva à déclarer que telle inclination réellement prédominente entraînait le développement de telle circonvolution cérébrale, et put ainsi formuler la doctrine des localisations. Mais ce n'était pas tout, pour compléter son système, Gall avait besoin de rendre appréciable sur le vivant le volume des organes qu'il avait indiqués ; le cerveau contenu dans une boite osseuse, protégé par des parties molles, ne nous révèle pas directement sa forme, et il faut tenir grand compte des enveloppes qui le recouvrent; Gall soutint cependant qu'un examen attentif peut nous fournir des renseignements assez précis et de la phrénologie naquit la cranioscopie, c'est-à-dire l'art de préjuger les aptitudes intellectuelles de l'homme par l'inspection du crâne. Son importance est grande aux yeux de Gall et je vous citerai son apologie faite par le docteur Fossati : « la cranioscopie, dit-il, est la partie la plus étonnante de la science phrénologique. Elle est fondée sur des bases certaines. Elle peut être regardée comme un véritable livre rempli d'instructions, d'agrément et d'avertissements utiles pour ceux qui savent le déchiffrer. Elle fait connaître les dispositions innées d'un individu, ses aptitudes, la portée et la moralité de son intelligence. » *(Journal de la Société phrénologique de Paris, t. II, p. 64.)* Mais, Messieurs, pour avoir le droit de vanter ainsi la cranioscopie, il faudrait admettre trois choses : 1° que l'activité d'une fonction entraîne le développement de l'organe dont elle dépend; 2° que les organes cérébraux aboutissent à la périferie du cerveau; 3° que le crâne en représente fidèlement la forme.

En prmieer lieu, il est vrai qu'on juge de l'activité d'une fonction par le volume de l'organe dont elle dépend ; un muscle est d'autant plus volumineux qu'il se contracte plus souvent et avec plus d'énergie ; le nerf olfactif est plus gros chez les animaux qui ont l'odorat exquis que chez les autres ; reste à savoir si l'on peut comparer le cerveau à un organe et la pensée à uné fonction, à une force de la matière. C'est toujours ici la question fondamentale de la doctrine qui revient sur le terrain. Puis, les fibres du cerveau viennent-elles s'épanouir à sa surface? Gall l'admet et la chose est prouvée, mais ce qui l'est moins, c'est que les facultés intellectuelles résident uniquement dans cet épanouissement. Enfin le crâne se moule-t-il exactement sur la masse pulpeuse qu'il contient. « Le crâne, dit Monsieur Flourens, ne représente les circonvolutions cérébrales que par sa face interne et non par sa face externe. » Et Monsieur Lélut soutient la même opinion quand il fait remarquer que chez certains animaux, le chien, le blaireau, par exemple, le cerveau et le crâne n'ont pas la même forme. Puisqu'il n'y a pas de vide dans la cavité cranienne, la différence ne peut évidemment porter que sur la table externe. (Les deux faces des os du crâne portent le nom de tables et sont séparées par une couche de tissu spongieux.) Mais pour l'homme cette assertion est loin d'être irréfutable. Lorsque le cerveau se développe chez le fœtus, la membrane qui l'enveloppe s'ossifiant peu à peu suit toutes les variations de ce viscère dans les divers âges et les maladies. Qui peut nier que la surface interne du crâne n'offre des sinuosités correspondant aux vaisseaux? que dans l'hydrocéphale la voûte osseuse n'augmente de capacité, non par l'écartement des pièces qui la composent, mais par une ossification sur un plus grand contour? l'hypothèse de Gall n'est donc pas complétement inadmissible, mais il faut tenir grand compte du développement des sinus, des protubérances osseuses et de la vieillesse où la table externe s'écarte de plus en plus de la table interne, à mesure que celle-ci suit le cerveau dans les changements de volume qu'il subit. Les causes d'erreur, vous le voyez, sont nombreuses, et si la cranioscopie peut fournir dans la jeunesse quelques renseignements, il faut convenir qu'on ne doit pas lui demander des détails bien précis sur le caractère des hommes.

Malheureusement Gall ne s'arrête pas devant les obstacles et croyant avoir arraché son secret à la nature, il met la main sur un crâne et le divise hardiment en 9 régions.

Trois, sur la ligne médiane: une frontale, une basilaire et une intermédiaire ou sagittale.

Trois, de chaque côté: une frontale, une occipitale et une latérale ou *temporo pariétale.*

Ces sortes de divisions géographiques établies pour le besoin de sa cause, Gall localise ses 27 facultés dans 27 organes, dont 19 sont communs aux animaux et à l'homme et dont 8 appartiennent en propre à ce dernier. Voici le nom de ces facultés et le siége de chacune d'elles ·

1° L'amour maternel 2° L'amitié 3° La défense de soi-même	siégeant à la partie postérieure du cerveau
4° L'instinct de la propagation de l'espèce	dans le cervelet
5° L'instinct du meurtre 6° — de la ruse 7° — de la propriété 8° — de la vanité 9° — de la circonspection 10° — de la poésie 11° — de l'éducabilité	aux parties latérales
12° Le sens des localités 13° — des personnes 14° — des mots 15° — du coloris 16° — des tons 17° — des nombres 18° La faculté du langage 19° — de la mécanique 20° — de la sagacité comparative	aux parties antérieures à celles qui correspondent au front.

21°	—	de l'esprit métaphysique	aux parties antérieures à celles qui correspondent au front
22°	—	de l'esprit de saillie	
23°	Le sentiment	de l'orgueil	aux parties supérieures à celles qui aboutissent au vertex.
24°	—	du sens moral	
25°	—	de l'imitation	
26°	—	de l'instinct religieux	
27°	—	de la fermeté.	

Parmi les organes que Gall assigne aux facultés voici ceux que l'homme seul posséderait : ce serait : les organes de la sagacité comparative, de l'esprit métaphysique, de l'esprit de saillie, du talent poétique, de la bonté, de l'imitation, de la fermeté et de l'instinct religieux. Gall les place dans les parties du cerveau qui n'existent bien développées que chez l'homme, les parties antérieures et supérieures. Plus une faculté est indispensable et importe à l'économie des animaux, dit-il, plus son organe est rapproché de la ligne médiane, Enfin il place à côté les unes des autres, les facultés qui semblent avoir de l'analogie entre elles et peuvent se prêter un mutuel secours. Vous voyez, Messieurs, que nulle place n'est réservée dans cette classification des organes, à l'intelligence proprement dite, à la volonté, à la raison, mais si vous vous rappelez les définitions de Gall vous ne vous en étonnerez pas. Quant aux facultés affectives, à ce que les moralistes ont appelé passions, elles ne sont que le plus haut degré d'activité de certaines facultés et n'ont pas par conséquent de siége distinct dans le cerveau.

Tel est, Messieurs, le système de Gall, sur lequel pendant près d'un demi-siècle, le monde a eu les yeux fixés. La craniologie amusait le vulgaire, l'hypothèse de la pluralité des facultés intéressait les philosophes et les médecins s'efforçaient de vérifier les faits scientifiques ; aussi la Phrénologie ne s'arrêta-t-elle pas dès le début de sa carrière et rencontra-t-elle des esprits hardis qui, pour avoir voulu la faire marcher trop avant, ont compromis gravement ses succès. Spurzheim d'abord disciple puis collaborateur de Gall, présenta avec lui à l'Institut le mémoire que j'ai déjà cité ; anatomiste habile, mais moins fin observateur que son maître, il n'aurait pas imaginé le système, il contribua à l'établir, et lorsqu'en 1813 il se sépara de Gall, il avait puisé dans ses leçons la méthode qu'il appliqua dans ses recherches personnelles. En 1814, Spurzheim arriva en Angleterre et s'efforça de se faire des prosélytes à Londres et à Édimbourg, dans ces mêmes villes où près de dix ans plus tard Gall devait aller combattre les hérésies de son indocile élève. Là, ses succès bien que disputés lui valurent enfin la permission d'ouvrir des cours publics ; puis, désireux de porter plus loin encore la foi phrénologique, il s'embarqua pour le Nouveau-Monde.

Spurzheim diffère de Gall sur plusieurs points : sur le rôle des sens extérieurs, sur le nom des facultés, sur leur nombre et leur classification. Suivant lui, Gall n'aurait dénommé que des actions et non les principes de ces actions, aussi crée-t-il des mots nouveaux ; il appelle l'instinct de la propagation de l'espèce amativité, l'instinct du vol convoitivité, le courage combativité, et croit avoir mieux spécifié ainsi les facultés primitives. Mais ce n'est pas tout, Spurzheim refait une classification des facultés, il en admet huit nouvelles, et s'emparant des cases laissées vides à la surface du crâne, il se hâte d'y inscrire le nom de ses nouvelles découvertes.

Après Spurzheim, le plus célèbre défenseur de la Phrénologie fut sans contredit Broussais qui vint vers la fin de sa carrière mettre au service de la doctrine de Gall, le prestige de sa vieille gloire et les armes que lui fournissait encore son éloquence.

L'homme qui avait passé sa vie à localiser en médecine toutes les maladies, pour qui les fièvres même les plus indéterminées n'étaient qu'une inflammation du tube digestif, et qui voyait dans la folie une irritation de la substance cérébrale, devait nécessairement, s'il voulait se faire philosophe, devenir phrénologue. Toutefois oubliant son indépendance d'esprit habituelle, Broussais adopta toutes les idées de Gall sans discussion et le législateur se fit avocat. Broussais en veut surtout au moi de Descartes. « Séduits par le moi de Descartes, s'écrie-t-il, du haut de sa chair, les philosophes ont raisonné d'après leur conscience. » (*Cours de Phrénologie*, 1836, *p.* 48.) Mais ce moi qu'il appelle ironiquement « cavité intracranienne », il le trouve dans l'organe de la comparaison. « Nous devons à l'organe de la comparaison générale, dit Broussais, la distinction de notre personne exprimée par le signe moi » (*Ibid p.* 681) Broussais semble ne pas se souvenir de ses propres paroles, car ailleurs il a déclaré « qu'assigner au moi un organe particulier n'est pas chose possible » (*Ibid p.* 119.) Peut-on se mettre plus en contradiction avec soi-même et ne faut-il pas avouer qu'un tel langage compromettrait la meilleure cause?

A côté de ces deux noms restés célèbres, Spurzheim et Broussais, viennent maintenant se grouper d'autres phrénologues dont la voix bien que moins puissante a cependant retenti en France et en Angleterre. Ici commence une ère nouvelle pour la science dont nous nous occupons, ère de chaos pendant laquelle le nom de Gall n'est souvent plus prononcé; son système donne lieu aux interprétations les plus bizarres et les plus disparates, chacun enfin veut créér sa faculté et s'efforce de trouver pour elle une petite place sur ce crâne tant de fois divisé et numéroté.

Un Lyonnais, M. Imbert, propose sous le titre d'organe de la respirabilité, un organe destiné à nous avertir particulièrement du besoin de respirer et en établit le siége à la pointe du lobe moyen du cerveau. M. Fossati, ancien disciple de Gall et président de la Société phrénologique de Paris, institue un organe de la tactilité; M. Sarlandière invente un casque craniométrique destiné à s'adapter exactement à la surface du crâne et à en reproduire la forme et les contours. Enfin M. Vimont se moquant du vocabulaire assez barbare de Spurzheim et s'inscrivant contre les classifications de ses devanciers, porte le nombre des organes cérébraux à 42. Non content des nombreuses modifications dont il est l'auteur, M. Vimont a la prétention de régner seul sur ce terrain de la Phrénologie encombré par tant de systèmes, et il s'attaque à Gall lui-même : « L'ouvrage de Gall, dit-il, sauf des organes assez bien indiqués, est plutôt propre à induire en erreur qu'à donner une juste idée du siége des organes. » (*Traité de Phrén-humaine et comparée, t. II, p.* 112.)

M. Vimont qui, vous le voyez, Messieurs, peut passer pour un hérétique puisqu'il pousse la témérité au point de renier l'autorité du maître, . Vimont est cependant orthodoxe si on le compare à feu Bailly de Blois. Ce savant, auteur de plusieurs mémoires estimés sur l'anatomie du système nerveux, va jusqu'à refuser à la cranioscopie toute utilité ; il convient qu'elle a été de quelque secours à Gall et qu'elle lui a servi à fonder la science des organes, mais celui-ci, suivant lui, l'aurait exploitée et en aurait tiré tout ce qu'elle pouvait lui donner. Certes ceci est dur pour la science chérie des phrénologues, mais il faut convenir que les observations de Bailly sont pleines de justesse et qu'il est difficile de ne pas partager un peu son avis. Comment prétendre, en effet, que le compas, ou simplement la pulpe des doigts passée légèrement sur la surface du crâne, pourra nous donner une idée nette des circonvolutions ? les parties centrales du cerveau ne pourront-elles pas par leur développement repousser la périphérie de l'organe et faire croire à une activité fictive d'une ou de plusieurs facultés ? les circonvolutions de leur côténe pourront-elles pas empieter les unes sur les autres ? et alors que d'erreurs ! que de dangers si l'on voulait demander à la cranioscopie des renseignements décisifs sur la moralité des hommes ! on serait dans le cas de prendre un grand mécanicien pour un grand voleur, un grand criminel pour un grand fourbe etc, vu la proximité des organes. Bailly parle le langage de la raison, mais alors pourquoi a-t-il inventé une nouvelle bosse pour l'organe du vol, la bosse en côte de melon ?

Je craindrais d'abuser de votre patience, Messieurs, en insistant davantage sur ce que j'appellerais volontiers : la Phrénologie de la décadence. En France autant d'hommes, autant de systèmes; on ne vérifie pas, on invente; chacun veut signaler son entrée dans la lice par quelque découverte et il y a encombrement de facultés; aussi n'essayerai-je pas de vous conduire dans ce dédale de bosses et d'organes, vous vous y perdriez et je m'y perdrais avec vous. En Angleterre un accord plus grand règne-t-il entre les phrénologues ? s'appuient-ils davantage sur l'observation ? l'esprit d'examen dont ils se vantent de posséder le monopole les met-il à l'abri des décisions *a priori* et les rend-il plus judicieux et plus sages? Non, Messieurs, les hommes sont les mêmes partout et MM. Georges et André Combe découvrant chez leurs compatriotes des facultés qu'ils nous refusent, telles que la fermeté et la persévérance, ne prouvent pas qu'ils aient l'organe de la sagacité comparative plus développé que leurs frères d'outre Manche. C'est le même chaos, la même rage de créer, et je m'arrête devant la tâche trop pénible pour moi d'exposer des idées presque fantastiques.

Est-ce à dire que la Phrénologie soit une

science absolument vaine et que les travaux de Gall soient tous à dédaigner ? pour moi je ne le crois pas ; mais avant de discuter cette question, étudions un peu les systèmes modernes formulés sur les fonctions du cerveau. Le cerveau est l'organe de l'âme, la chose est prouvée et les monstres acéphales sont là pour nous en fournir un exemple, mais son poids est-il en raison directe de la force de l'intelligence ? M. Broca dont l'opinion a une si grande valeur, est un peu de cet avis; il met en parallèle le cerveau de la race caucasique, et celui des Mongols et des Nègres, et nous fait remarquer qu'il est toujours plus volumineux chez les premiers dont l'intelligence est aussi plus développée. Si des races nous passons aux hommes, les statistiques nous apprennent que le cerveau deByron pesait 1 k. 807 et celui de Cuvier 1 k. 861, le poids moyen étant de 1,300 à 1,400. Faut-il donc voir dans le poids dela matière la cause dela force de la pensée ? Si la règle qu'on a voulu poser ne souffrait point d'exception, nous serions bien forcés de répondre par l'affirmative, mais que dire en présence des cerveaux de Voltaire et de Napoléon, qui sont au-dessous de la moyenne ? l'homme, ont affirmé certains physiologistes, n'est supérieur aux animaux que parce qu'il possède un plus gros cerveau; malheureusement pour leur opinion, celui de la baleine et de l'éléphant l'est plus encore. Ne faut-il donc considérer, comme le veut Haller, que le poids relatif au poids du corps ? mais le corps peut engraisser ou maigrir et verra-t-on dans ce cas l'intelligence perdre ou gagner ? Toutes ces objections, Messieurs, sont sans réplique, et Gall, en invoquant le développement des organes et non celui de la masse cérébrale en totalité, semble les avoir prévues. On en est donc réduit à dire avec M. Lélut que ce qui importe dans le cerveau, c'est moins la quantité que la qualité. Gratiolet qui acceptait les faits cités par Broca, était cependant moins affirmatif. « Au-dessus du poids, disait-il, nous mettons la forme, au-dessus de la forme, nous mettons l'énergie vitale, la puissance intrinsèque du cerveau. » M. Flourens, dans ses Études d'anatomie comparée, a cependant attaché une grande importance aux nombres des circonvolutions qui, suivant lui, seraient d'autant plus multipliées que l'animal est plus intelligent. Il ne s'occupe que des hémisphères et fait remarquer que chez les rongeurs, ils n'ont qu'un lobe, qu'ils en ont deux chez les ruminants, trois chez les pachydermes et à plus forte raison chez le singe et chez l'homme ; en outre ils s'étendent de plus en plus d'avant en arrière et recouvrent d'autant plus le cervelet que les instincts de l'animal sont plus parfaits. N'est-ce pas être à peu près du même avis que Gall, qui a tant insisté sur le développement des circonvolutions dans la série animale ? Toutefois, Messieurs, vous voyez que la balance ne nous permet pas d'évaluer à l'aide de poids matériels, cette chose impalpable qu'on appelle intelligence ; mais en a-t-on trouvé la raison ailleurs que dans le volume du cerveau. Moleschott a dit : « sans phosphore point de pensée. » Cette idée de l'influence de la composition chimique du cerveau sur les phénomènes de la pensée a eu son origine dans un mémoire de

M. Couerbe qui crut avoir trouvé dans le phosphore le principe excitateur du système nerveux. Suivant lui, le cerveau des hommes ordinaires contient 2 gr. 50 pour 100 de phosphore, celui des idiots de 1 gr. à 1 gr. 50 et celui des aliénés de 4 gr. à 4 gr. 50, et il en conclut: « qu'une proportion moyenne de phosphore produit cette harmonie admirable qui n'est autre chose que l'âme des spiritualistes. » Malheureusement pour la théorie de M. Couerbe, les travaux de MM. Lassaigne et Fremy sont venus infirmer les faits qu'il croyait avoir établis et le phosphore est rentré dans l'ombre. N'allez pas cependant juger trop sévèrement les efforts de savants consciencieux; sans doute on se plairait à contempler l'esprit humain en dehors du cercle matériel où il est renfermé et on aimerait à applaudir à son entière indépendance, mais ce rêve ne peut se réaliser. On a prétendu que ces malheureux dont l'intelligence est audessous de celle des brutes et qui sont affectés de crétinisme, ne doivent leur infirmité qu'à l'absence d'iode et d'autres éléments dans l'air atmosphérique qu'ils respirent et dans l'eau dont ils font usage. De là à la phrase de Moleschott, il n'y aurait qu'un pas.

Où donc chercher la cause de ces grandes différences que nous remarquons entre les intelligences, puisque ni le poids, ni la composition chimique du cerveau, ne peuvent fournir une solution au problème que nous nous sommes posé ? Faut-il revenir à l'idée de Gall qui au lieu de considérer le cerveau en bloc, y voyait un assemblage d'organes? sans doute cette supposition satisferait mieux l'esprit, sans doute on expliquerait ainsi comment dans un cerveau petit, si les facultés supérieures sont seules bien développées, on peut trouver les conditions d'un vaste génie; mais est-ce là autre chose qu'une hypothèse et Gall a-t-il appuyé son système sur des observations exactes ? je ne crains pas de dire que non, Messieurs, et la confusion même qui régna après lui dans le camp des phrénologues est la meilleure condamnation de sa doctrine. Chacun voulant admettre des facultés différentes et leur assigner des siéges variables ôte par cela même toute certitude à une science laissée ainsi aux appréciations les plus arbitraires.

Je n'entreprendrai point de passer en revue la série des organes cérébraux, il me suffira de vous dire qu'il n'en est peut-être pas un seul dont l'existence ne soit problématique. Toutefois dans ces derniers temps, un fait clinique est venu appeler l'attention sur le siége que pourrait avoir le sens de la mémoire des mots, que Gall, si vous vous en souvenez, plaçait dans la partie antérieure du cerveau. Ces détails me paraissent assez curieux pour que je ne croie pas devoir les passer sous silence.

Déjà Pline avait fait remarquer que rien n'est aussi fragile que la mémoire : « Les maladies, dit-il, les chutes, une simple frayeur, l'altèrent soit partiellement, soit complétement. Un homme frappé d'une pierre n'oublia que ses lettres ; l'orateur Messala Corvinus oublia son propre nom. » (*Pline, liv. VII,* § 24.) Mais cette idée de l'indépendance de la mémoire fut reprise par Gall et par M. Bouillaud qui en 1825 s'exprima de la manière suivante: « Les lobes antérieurs du cerveau, dit-il, sont les organes de la formation et de la mémoire des mots ou des principaux signes représentatifs des idées. » (*Bouillaud, Traité de l'Encephalite, p.* 284. En 1836 M. Dax va plus loin et localise la mémoire des mots dans l'hémisphère gauche ; enfin M. Broca, en 1861, la place dans la partie postérieure de la 3ème circonvolution gauche. Nous voilà revenus au système de Gall, mais ici nous avons plus que les observations d'un esprit dont la sagacité est souvent en défaut, nous nous appuyons sur des faits. Dans ses leçons cliniques, Trousseau cite de nombreux exemples d'individus atteints de ce qu'il appelle aphasie. Dans ces cas la faculté du langage articulé est tantôt simplement altérée, tantôt complétement perdue. Les malades ont conservé toute leur intelligence, mais il leur est impossible d'exprimer leurs pensées par la parole, bien que les organes vocaux ne soient nullement paralysés ; ils s'efforcent de faire comprendre par des gestes expressifs ce qui leur est arrivé ou ce qu'ils désirent, ils remuent la tête pour dire oui ou non, mais ils prononcent des mots sans signification ou dont le sens ne peut s'appliquer à ce qu'on leur demande.

Trousseau cite l'exemple d'un aphasique qui à toutes les questions répondait : « il n'y a pas de danger. » Un autre ne disait que coucicouci et sacon. Ce qui est très-singulier, c'est que les malades peuvent écrire, si la paralysie du membre supérieur ne s'y oppose pas. « Un jour, dit Trousseau, un monsieur entre dans mon cabinet et me remet un papier ; je lui demande s'il est muet, et par un geste très-expressif il me fait savoir que non. Il avait été frappé d'un coup de sang huit jours auparavant; il avait perdu dès lors la parole, mais il n'avait perdu que cela ; il écrivait, donnait des ordres et entretenait une correspondance active comme par le passé. » Tous ces faits, Messieurs, prouvent que la faculté du langage articulé peut être isolément perdue sans que l'intelligence soit en rien troublée. Si l'on cherche maintenant le siége que pourrait avoir cette faculté, on constate la plupart du temps chez les gens qui sont morts aphasiques, une altération que M. Broca a limitée à la partie postérieure de la troisième circonvolution gauche. Malheureusement il y a des cas où l'on n'a rencontré aucune lésion du cerveau et l'on se trouve alors en présence de ces grandes inconséquences apparentes de la nature qui font ressortir la faiblesse de notre esprit et la pauvreté de nos moyens d'investigation.

Quoiqu'il en soit, ces faits suffisent pour nous prouver que le dernier mot n'est pas dit sur les localisations cérébrales; mais fournissent-ils au système de Gall une arme qui le rende plus fort et plus difficile à réfuter? non, la phrénologie telle que Gall l'a conçue, repose sur des erreurs manifestes, et les bosses nous apprennent peu de chose sur le développement des facultés. Qu'est-ce donc alors que la cranioscopie? dirons-nous que Gall s'en est servi comme d'un moyen d'attirer l'attention? je ne le crois pas; pour moi, Gall est sincère, mais il a tiré nécessairement des conséquences erronées de principes faux. « Gall, dit M. Janet, a compromis le succès de son œuvre par une précipitation excessive, il a voulu réaliser à lui tout seul une entreprise qui, en supposant qu'elle fu possible, demanderait peut-être plusieurs siècles d'observations et d'expériences suivies. » (*Janet. Le cerveau et la Pensée.*) M. Janet combat souvent le système de Gall et ne craint pas cependant de lui rendre quelquefois justice.

Descartes croyait, nous l'avons vu, à une localisation des grands ordres de facultés intellectuelles, et M. Janet ne veut pas se montrer plus spiritualiste que Descartes, il lui suffit de l'être autant. « Il est déjà certain, dit-il, que l'encéphale au moins, sinon le cerveau, est un organe complexe, dont les diverses parties ont chacune un rôle. » (*Janet. Le cerveau et la Pensée.*) La moelle allongée préside aux mouvements de la respiration; les tubercules ; quadrijumeaux tiennent sous leur dépendance le sens de la vue ; le cervelet, selon M. Flourens, sert à la coordination des mouvements ; pourquoi donc ce dernier physiologiste s'élève-t-il avec tant de force contre la possibilité de localisations plus nombreuses et plus complètes ? N'admet-il pas déjà, comme Gratiolet, que les parties antérieures du cerveau ont plus de dignité que les parties postérieures ? N'attaquons rien de parti pris et laissons à l'avenir le soin de trancher certaines questions encore en litige ; non, il n'y a rien de prouvé dans les localisations de Gall, l'assertion de M. Broca est à l'étude, mais n'affirmons pas d'avance que la Phrénologie tue le spiritualisme, car que diraient alors les philosophes si la science proclamait un jour la multiplicité des organes cérébraux ?

Quels titres de gloire reste-t-il donc à Gall, Messieurs, et pourquoi son nom mérite-t-il de passer à la postérité? c'est que Gall était un homme de génie qui, entraîné par la fougue de son imagination, a pêché contre la science mais après tout l'a fait marcher. Soutenir qu'avant lui on ne regardait pas le cerveau comme le siége de l'âme, ce serait oublier l'histoire; toutefois quand nous voyons l'illustre Bichat placer les passions dans le cœur, l'estomac et le foie, nous devons savoir gré à Gall de les réunir aux facultés intellectuelles et d'établir leur siége exclusivement dans le cerveau. C'est bien quelque chose, Messieurs, qu'une telle découverte, puisque les grands hommes des temps anciens et même modernes déraisonnent à qui mieux mieux sur la source des inclinations et des penchants. Enfin Gall a eu le mérite, très-grand sans doute aux yeux des philosophes, de réduire à ses vraies limites le rôle des sens externes. Condillac avait dit : « Toutes nos connaissances et toutes nos facultés viennent des sens. » Buffon avait osé écrire : « Un homme n'a peut-être beaucoup plus d'esprit qu'un autre que pour avoir fait un plus prompt usage du sens du tact.» *(Buffon, Œuv. complètes, t. II, p. 132.)* Gall rappelle ce que Descartes avait dit avant lui, que « ce n'est pas proprement en tant que l'âme est dans les membres qui servent d'organes aux sens extérieurs que l'âme sent, mais en tant qu'elle est dans le cerveau où elle exerce cette faculté qu'on nomme le sens commun. » Je ne reviendrai pas, Messieurs, sur les travaux de Gall en anatomie, qu'il vous suffise de savoir que les hommes les plus compétents les ont admirés. Quant à sa

Psychologie, vous la connaissez et vous êtes mieux à même que moi de la juger. Gall n'est pas matérialiste, j'espère vous l'avoir prouvé, et les lignes suivantes me paraissent entraîner la conviction : « Quand je dis, lisons-nous dans son grand ouvrage, que l'exercice de nos facultés morales et intellectuelles dépend de conditions matérielles, je n'entends pas que nos facultés soient un produit de l'organisation, ce serait confondre les conditions avec les causes efficientes. » Soit, dira-t-on, Gall n'est pas matérialiste, mais accordez-nous qu'il nie la liberté. Ici la question est plus embarrassante ; certes Gall se défend d'être fataliste et il répond par la distinction du désir et de la volonté, mais il me semble oublier que pour lui la volonté n'est qu'une décision de facultés innées. C'est là sans aucun doute le côté faible du système psychologique de Gall, et celui-ci le sent bien, car il y concentre toutes ses forces ; mais laissons-le lutter contre ses nombreux adversaires et voyons les conséquences auxquelles il a été conduit par ses idées. Gall est avant tout un esprit pratique; il ne s'élève pas comme Kant à l'étude de la Raison pure, il veut rester clair. Pyrrhon niait la matière ; Malebranche admettait que les corps qui la constituent ne nous révèlent leur existence que par l'intermédiaire incessant de la volonté de Dieu; Berkeley ne croyait qu'à des esprits; tous ces rêves philosophiques ne conviennent pas à Gall. Comme Cabanis, il étudie les rapports du physique et du moral, mais il ne va pas jusqu'à dire avec lui que le moral n'est que le physique retourné. Il voit les choses sous un jour plus juste et reconnaît l'influence de l'organisation sans prétendre qu'elle soit tout dans l'homme. C'est par là que Gall a été vraiment utile, il insiste sur la nécessité d'une bonne éducation, demande l'instruction obligatoire et proclame l'efficacité des lois ; mais il veut que dans certains cas on admette des circonstances atténuantes, convaincu que de mauvais exemples, des enseignements vicieux et des nuances de folie peuvent diminuer la culpabilité des hommes et les rendre plus à plaindre qu'à blâmer. De pareilles conclusions, Messieurs, ne méritent-elles pas d'être hautement approuvées et si le Docteur Gall a commis des fautes, ne les a-t-il pas rachetées par son amour ardent pour la science et l'humanité?

EMMANUEL BOURDON.

BIBLIOTHEQUE NATIONALE DE FRANCE
3 7531 03287792 1

www.ingramcontent.com/pod-product-compliance
Ingram Content Group UK Ltd.
Pitfield, Milton Keynes, MK11 3LW, UK
UKHW021015200726
13857UKWH00004B/1462